AF403882

NOTE SUR CINQ CAS

DE

PENIS CAPTIVUS

PAR

Le Dr Vicomte DE FOURCAULT

Ancien interne à Saint-Lazare et à la Santé,
Membre titulaire de la Société d'anthropologie,
de la Société médico-pratique, de la Société de médecine pratique
et de la Société médicale du IXe arrondissement,
Membre correspondant de la Société de médecine de Bordeaux,
Lauréat de la Société médico-psychologique, etc.

PARIS

H. LAUWEREYNS, LIBRAIRE-ÉDITEUR

2, rue Casimir-Delavigne, 2

1881

NOTE SUR CINQ CAS

DE

PENIS CAPTIVUS

PAR

Le Dr Vicomte DE FOURCAULT

Ancien interne à Saint-Lazare et à la Santé,
Membre titulaire de la Société d'anthropologie,
de la Société médico-pratique, de la Société de médecine pratique
et de la Société médicale du IXe arrondissement,
Membre correspondant de la Société de médecine de Bordeaux,
Lauréat de la Société médico-psychologique, etc.

PARIS

H. LAUWEREYNS, LIBRAIRE-EDITEUR

2, rue Casimir-Delavigne, 2

1881

TRAVAUX DU MÊME AUTEUR :

Causeries scientifiques, 1 vol., Bordeaux, 1872.

Des injections sous-cutanées mixtes de chlorhydrate de morphine et de sulfate d'atropine contre la dyspnée des phthisiques. Paris, *Mouvement médical*, 1874.

Étude sur l'hypertrophie exulcérative du col de l'uterus dans la syphilis secondaire. Paris, A. Viollet, 1877.

Étude sur les troubles du système nerveux central consécutifs aux affections directes de l'appareil utéro-ovarien. Mémoire récompensé par la Société médico-psycologique. *Annales de gynécologie*, 1879.

———

POUR PARAITRE PROCHAINEMENT :

De la sensibilité cutanée dans les affections de l'appareil utéro-ovarien.

De l'hérédité des affections du système utéro-ovarien.

Des pulvérisations intra-utérines.

De l'usage des eaux minérales, de l'hydrothérapie des bains de mer et leurs indications dans la grossesse. Mémoire présenté à l'Académie de médecine pour le prix Capuron.

De l'hérédité dans le crime. Mémoire présenté à la Société médico-psychologique. Prix Aubanel.

Traité pratique et complet de gynécologie en collaboration avec le Dr E. MICHEL.

NOTE SUR CINQ CAS DE PÉNIS CAPTIVUS

Qu'est-ce que le pénis captivus ?

Peu d'auteurs s'en sont occupés.

Celui qui a principalement appelé l'attention sur ce point est Hildebrand, qui a réuni un certain nombre d'observations.

Plusieurs théories ont été émises.

Donnons d'abord la définition de cet acte inouï.

Il existe chez certaines femmes des spasmes indolents du vagin qui peuvent être et qui sont généralement, du moins dans les cinq observations que je publie, assez intenses pour provoquer pendant l'acte sexuel de la douleur chez l'homme.

Hildebrand attribue ces faits à de la contracture du releveur de l'anus, comparable à ce qu'on observe dans les cas de vaginisme supérieur.

Cela me paraît inexact pour les deux raisons que voici :

1o Que dans certains cas, ce soit la contracture du releveur de l'anus qui se montre je ne dis pas non. Mais dans les cinq cas qui me sont personnels le fait se passait dans toute la longueur du vagin.

2° Dans le cas de vaginisme du côté de la femme, même de vaginisme supérieur, il y a douleur chez elle-même pendant le coït, ce qui n'existe pas dans ce qui se passe ici.

Ces contractions amènent, dans la majorité des cas, l'expulsion du liquide spermatique et sont par conséquent causes de stérilité.

Quant au traitement j'y reviendrai plus loin.

Il est assez remarquable que ces cas de pénis sont assez rares et c'est une véritable bonne fortune que m'a fourni ma nombreuse clientèle.

Voici du reste mes cinq observations.

OBSERVATION I.

Mme A..., 22 ans, sans enfants, éprouve constamment au moment du coït, une sorte de resserrement très prononcé de tout le vagin sans aucune espèce de douleur, mais qui fait horriblement souffrir son mari. J'examine avec le plus grand soin s'il n'y a pas de vaginisme, je ne trouve aucune lésion et l'absence de douleurs chez ma cliente, même en employant un spéculum extrêmement large que je développe brusquement, ne peut faire disparaître cet état. Le spéculum est serré et la malade accuse une sensation de plaisir quoique je n'aie en rien touché le clitoris.

Je dirai plus loin quand je parlerai du traitement, comment je suis arrivé à la guérir et à rendre la fécondation possible, puisqu'elle est actuellement enceinte.

OBSERVATION II.

Mme X..., âgée de 25 ans, avait avec son mari des relations parfaitement naturelles, lorsqu'après une saison aux bains de mer, elle présente les phénomènes suivants :

1° Chaque fois qu'elle prenait une injection, elle rencontrait dans toute la longueur du vagin un resserrement extrêmement considérable des plus voluptueux.

2° Son mari dont le membre viril était de petit volume, et qui, par conséquent, dans les coïts antérieurs entrait très facilement et n'était senti par sa femme, que parce qu'elle serrait convulsivement ses parois vaginales, en vint à ressentir des douleurs formidables. Plusieurs fois mêmes ces douleurs furent si grandes qu'il se trouva mal.

Mme X... vint me consulter. Je pratiquai le toucher vaginal et mon doigt fut tellement serré que j'eus beaucoup de peine non seulement à le remuer, mais encore à l'enlever.

J'ajoute que, quoique mon doigt n'ait nullement touché le clitoris ma malade ressentit un plaisir tellement considérable qu'elle faillit se trouver mal, ce dont je m'aperçus heureusement assez tôt, car n'étant pas satisfaite de son mari, elle revenait à chaque cousultation pour que je lui procurasse ce plaisir. Aussi, lorsque je m'en aperçus, je m'empressai de ne plus pratiquer le toucher.

J'eus de la peine non seulement à introduire un spéculum de petit calibre, mais encore à le maintenir, à l'ouvrir et à le retirer, tant la contracture était violente.

Inutile de dire que Mme X... n'avait jamais eu d'enfant et qu'elle avait un tempérament hystérique des plus nets.

Je n'ai cependant jamais vu d'attaque, et elle m'a assuré qu'elle n'en avait jamais eu, mais qu'elle avait souvent des accès nerveux qui la faisaient trembler.

Je ne crois pas pouvoir rapporter la contracture étrange dont je viens de parler à l'hystérie proprement dite, mais à cet état nerveux, et surtout à l'impressionabilité locale et à la remarquable insatiabilité de jouissance de ma cliente.

Je dirai plus loin, comment je la traitai et comment je réussis après un mois de traitement, à la guérir et à ramener la paix dans le ménage par une grossesse dont j'expliquerai le mécanisme par un mémoire publié par le professeur Pajot, dans les Annales de gynécologie.

OBSERVATION III.

Celle-là est assez curieuse. Mme B..., âgée de 30 ans, est une femme assez forte qui n'a jamais eu d'enfants. Son mari est un homme assez bien constitué au point de vue de la verge. J'ai eu soin d'examiner au microscope le sperme qui est absolument normal, mais qui ne présente qu'une quantité moyenne. Malheureusement l'érection est chez lui difficile pour ne pas dire impossible.

Il me consulta même sur ce point, et après l'avoir examiné avec la plus grande attention, je constatai qu'il était atteint d'un varicocèle assez prononcée quoiqu'indolore jusqu'à présent, ce qui est assez rare.

Je l'opérai avec succès et, après guérison, les érections revinrent parfaitement quoiqu'elles ne présentassent point un volume considérable. Néanmoins il vint me prévenir un jour qu'il ne pouvait absolument coucher avec sa femme, car à peine était-il entré et en état, qu'il ressentait une douleur épouvantable qui coupait net l'érection.

Je demandai à consulter Mme B..., et voici les renseignements complets que me fournirent mes recherches faites avec le plus grand soin.

1º L'introduction de l'annulaire est assez difficile quoique l'entrée du vagin soit large, tant il se produit un resserrement capital lorsqu'on cherche à pénétrer. Ce resserrement est homogène jusqu'au col, il a l'air de se propager par bandes verticales au lieu de le faire horizontalement étant données les connaissances anatomiques de la région, puisque les parties constituantes sont presque toutes ici circulaires. 2º Lorsque le doigt arrive sur le col qui est parfaitement sain, la malade est prise d'une série de spasmes vaginaux extrêmement violents et qui affectent une forme incroyable de volupté.

3º Au spéculum c'est bien autre chose. L'ouverture simple d'un spéculum de Gemrig est difficile tant le resserrement est considérable. La malade éprouve une telle jouissance qu'elle arrive à une pseudo-éjaculation ce qui m'oblige à retirer le plus vite possible mon malheureux instrument qui n'en pouvait mais.|

Je ne dirai pas, le réservant pour la partie de ce mémoire consacrée au tra.tement, tout ce que j'ai fait comme chirurgie gynécologique. Toujours est-il que cette malade resta longtemps entre mes mains et que je ne suis arrivé à guérir qu'avec un procédé qui m'est personnel et que je recommande aux gynécologistes qui se trouveront dans le même cas.

Inutile de dire que lorsqu'elle fut guérie elle devint enceinte et eut même, si je me le rappelle bien, une grossesse double. Tout se fit à souhait paraît-il et elle n'eut plus jamais aucun des accidents d'irritation voluptueuse que son mari avait pu à grand peine calmer.

OBSERVATION IV.

Cette fois je fus obligé de faire une opération sanglante qui fut rapidement et fort bien exécutée.

Il s'agit d'une dame A... âgée de 25 ans qui avait déjà eu quatre enfants et qui actuellement est enceinte du cinquième.

Lorsqu'elle vint me consulter, ce n'était point pour un cas de pénis captivus. Je crois que mon opération le détermina et contre mon gré, de sorte que plus tard il me fallut faire une seconde opération.

Lorsque j'examinai pour la première fois Mme A..., je constatai la présence de deux polypes pédiculés ayant leurs points d'implantation dans le canal cervical et faisant hernie dans le vagin. Ils étaient environ de la grosseur d'une noix, l'un un peu plus gros que l'autre.

Après avoir placé le spéculum de Gemrig et bien maintenu en place, je saisis fortement avec des pinces de Meuzeux l'un des deux polypes, le plus petit, et je le sectionnai brusquement avec une longue paire de ciseaux courbes sur le plat. Il y eut une hémorrhagie assez violente, que je combattis avec des tampons imbibés de perchlorure de fer et qui finit par s'arrêter.

Le second polype, plus gros, fut opéré par moi quinze jours après et de la même façon. Ce second polype était fibreux tandis que le premier était mou. L'hémorrhagie fut insignifiante et tout alla pour le mieux.

Deux mois plus tard, alors que je croyais tout en parfait état, le mari de cette jeune dame vint me trouver et m'avoua qu'au moment du coït, il éprouvait une douleur épouvantable due à un resserrement du vagin, et qui le forçait à sortir rapidement sans avoir pu répandre du sperme.

J'examinai sa verge avec le plus grand soin et je trouvai au niveau des corps caverneux de grandes raies rouges enfoncées de quelques millimètres dans la peau et qui témoignaient ainsi de la valeur du resserrement.

Je l'examinai avec le plus grand soin. Le doigt était extrêmement serré au niveau de la partie moyenne du vagin, à tel point que je l'entrais difficilement et qu'une fois dans le conduit il m'était difficile d'arriver jusqu'au col. Une fois là j'étais pris comme dans un étau et j'éprouvais la sensation d'un resserrement tel que j'avais de la peine à le sortir. Ce fut pis encore quand je me servis du speculum. C'est à peine si je pus l'ouvrir. Une fois entré, il fut serré d'une façon étrange et je compris alors toutes les angoisses du mari.

Je regardai si les polypes enlevés pouvaient être la cause de ce resserrement. Tout allait bien de ce côté, mais il existait de chaque côté du vagin, vers la partie médiane, une cicatrice très serrée provenant évidemment de ma première opération. On verra plus loin l'opération que je tentai.

Quoi qu'il en soit, après ladite opération, ma malade guérit et le mari pouvant reprendre ses droits sans douleurs me combla de remerciements.

OBSERVATION V.

Il s'agit cette fois d'un cas assez curieux. Mme B..., âgée de 26 ans, ne pouvait avoir de relations avec son mari, ce dernier n'ayant pu à cause de la faiblesse de son organe rompre l'hymen biconcave qui ne laissait voir que le méat urinaire et le clitoris, et encore fallait-i bien écarter les deux petites lèvres. Je fis l'opération connue qui consiste à inciser crucialement l'hymen en coupant avec des ciseaux une partie assez considérable de chaque côté de la petite lèvre considérablement agrandie. J'obtins ainsi un passage assez étroit où le doigt indicateur avait de la peine à s'engager et était fortement contracté par une sorte d'anneau.

Par le fait, avant mon opération cettte femme était vierge. A partir de ce moment, le mari put malgré sa malconformation, sans doute congénitale, entrer dans le vagin, mais à cause de mon opération qui avait considérablement resserré le conduit vulvo-vaginal, cela n'était pas facile.

Toujours est-il qu'à peine entré il éprouvait des douleurs tellement vives et redoutables qu'il ne pouvait rester en place et que trois ou quatre fois j'eus à constater et à soigner de véritables syncopes.

Evidemment j'avais affaire à un pénis captivus confirmé.

On verra plus loin comment j'opérai ma malade. Au bout d'un mois le résultat était acquis et je n'hésitai pas à l'attribuer à mon intervention.

La femme complètement dépucelée par mon intervention devint mère et eut même trois enfants du même coup, qui grandirent et qui vécurent parfaitement.

J'arrive actuellement au traitement que j'ai suivi dans mes différents cas.

Hildebrand avait conseillé le séjour prolongé de l'organe copulateur dans le canal vaginal après les rapprochements.

Cette méthode absolument mauvaise et que j'ai presque constamment essayée dans mes cinq observations ne m'a absolument rien donné de bon. J'ai échoué d'une façon radicale.

Voici avec quelques détails la façon toute chirugicale dont j'ai agi dans les cinq observations que je viens de relater.

Observation I. — Je n'hésitai pas à faire deux choses : 1° Je fixai solidement le col par des sutures convenablement placées qui rétrécissait d'une façon suffisante le cul-de-sac vagino-utérin. Puis je fis, au bistouri, sur ce resserrement deux incisions cruciales de chaque côté que je maintins également avec des sutures entortillées. Au bout de quelques jours lorsque les plaies furent parfaitement cicatrisées j'introduisis violemment un gros speculum que je développai très rapidement de façon à élargir très rapidement et avec force le resserrement qui s'était produit. La contracture pendant le coït ne se reproduisit pas, et le mari put sans douleur vaquer dans le coït librement et sans entrave. La preuve en est que, comme je l'ai dit plus haut, ma malade est actuellement enceinte. Je commençai par introduire de grosses sondes Reniquet que je fus obligé de faire construire exprès par M. Aubry (elles avaient 4 à 5 cent. de large). Je les enduisis de pommade belladonnée et j'arrivai ainsi à obtenir sinon un rétrécissement complet, du moins un rétrécissement presque complet.

Me fondant ensuite sur le mémoire du professeur Pajot publié dans les *Annalos de gynécologie* et qui porte pour titre : *Des moyens de combattre la dysménorrhée et certains retrécissements du col.* M. le professeur Pajot cherche, au moyen d'un nouvel instrument, une sorte de divulseur, à produire une fente horizontale de la fente extérieure du col. Peu lui importe l'orifice interne. Il a ainsi obtenu tant dans les cas de dysménorrhée qu'il a eu à soigner que dans les véritables rétrécissements de l'orifice externe, de véritables succès. Tel ne fut pas mon résultat ; voici comment j'opérai :

Je commençai par faire des incisions cruciales assez larges sur les deux parois vaginales. Puis je fis au bistouri quatre incisions sur les deux lèvres horizontales du col puis je me servis de l'instrument de M. Pajot largement ouvert. Au bout d'un mois environ le pénis captivus avait disparu et je finis par amener une grossesse impatiemment attendue. Ce résultat en vaut bien un autre.

En ce qui concerne l'*Observation III* voici comment j'ai agi :

Je transforai avec un trocart muni d'un double tube en caoutchouc les deux parois vaginales, en traversant les deux grandes lèvres, et en ayant soin de laisser une aréole dans la partie resserrée du vagin, qui devait être assez grande pour supporter un pénis en érection. Je fis opérer le coït devant moi, et, une fois le pénis engagé l'anse ou aréole serra fortement, grâce à la contracure, le pénis une fois engagé qui ne put sortir que très difficilement. Le bulbe de l'urèthre était arrivé à une grosseur presque inquiétante que je voulais guérir de suite, mais cela me demanda du temps, tant cette espèce de thrombus était considérable. J'y parvins cependant. Je retirai alors mes caoutchoucs et j'introduisis, près de leur implantation, à l'endroit du resserrement des spéculums énormes, Le penis captivus disparut très rapidement et ma cliente eut une grossesse heureuse suivie d'une couche double. Je ferai remarquer que ce procédé m'est entièrement personnel. Je le donne pour ce qu'il vaut.

Quant à l'*Observation IV* voici comment j'opérai. Je voulus d'abord suivre la méthode préconisée par le professeur Siredey qui consiste, après avoir constaté qu'il n'y a aucune ulcération entretenant le resserrement spasmodique, et après les avoir soignées au coaltar (s'il y en a) à introduire jusqu'au niveau du rétrécissement de grosses éponges préparées, puis à conseiller un coït ferme violent et continu.

Ce procédé ne me réussit pas ; voici alors je que ûs.

Armé du Cautère Pauquelin, je fis deux larges incisions sur le lieu ou était la cicatrice due à ma première opération, puis je passai successivement des spéculums de grosseur différente jusqu'à arriver à des dimensions énormes. Je les laissais en demeure environ 4 ou 5 heures. J'arrivais ainsi à détruire complètement le rétrécissement quoiqu'il restât encore une certaine contracture mais fort légère. Ma malade guérit. Encore un cas de pénis captivus qui a disparu par mon opération. On voit que dans ces cas la chirurgie puissante est une bonne chose.

Quant à ma cinquième observation, voici comment j'opérai : Je passai à travers les grandes lèvres jusque dans l'intérieur dés parois vaginales, au niveau du rétrécissement. Je les serrai fortement à ce niveau, puis au bout de dix à douze jours j'avais obtenu un rétrécissement trop considérable. Je l'égalisai en laissant pendant quelques heures des spéculums pleins de plus en plus gros. Le pénis captivus ne tarda pas à céder.

Ainsi il résulte de mes observations et de ma pratique courante que c'est surtout à la chirurgie gynécologique qu'il faut recourir dans les cas de pénis captivus. Tel n'est pas l'avis d'Hildebrand mais son procédé est absolument mauvais.

Celui du D\u1d63 Siredey peut. au besoin, servir mais il n'est que passable.

Quand au procédé du professeur Pajot il réussit quelquefois.

Je crois avoir bien fait comprendre ma façon d'agir. Elle est purement chirurgicale.

Je ne crois pas qu'il faille agir autrement.

Il est vrai que certains gynécologistes de nom et qui n'entendent absolument rien à ces questions croient avoir tout inventé. N'a-t'on pas dit quelque part : « Heureux les pauvres d'esprit. »

Il n'y a de vrais gynécologistes, pour ce qui concerne le pénis captivus, que d'habiles chirurgiens, et ne l'est pas qui veut. Cette habileté chirurgicale, nous croyons la posséder, et cela par l'habitude de la nombreuse clientèle qui veut bien nous demander nos visites, nos consultations et nos opérations et qui n'est pas sans voir que nous réussissons au delà de ce que nous cherchons.

Paris. — A. PARENT, imp. de la Fac. de médec., rue M.-le-Prince, 31,
A. DAVY, successeur.